DU

CROUP DES PAUPIÈRES

ou

DIPHTHÉRIE DE LA CONJONCTIVE

DU
CROUP DES PAUPIÈRES

OU

DIPHTHÉRIE DE LA CONJONCTIVE

MÉMOIRE LU A L'ACADÉMIE DES SCIENCES,

DANS LA SÉANCE DU 28 JUIN 1858,

Par le Docteur Al. MAGNE,

Chevalier de la Légion d'honneur,

Médecin oculiste de S. A. le prince Murat,

des Crèches du département de la Seine et du Bureau de bienfaisance du 1er arrondissement,

Professeur particulier de Clinique oculaire,

Ancien vice-Président de la Société de médecine pratique, vice-Président de la Société médicale du 1er arrondissement de Paris,

Membre correspondant de l'Institut de Valence (Espagne),

Et de la Société médicale d'encouragement de Malte, etc., etc.

PARIS

TYPOGRAPHIE FÉLIX MALTESTE ET Cie,

Rue des Deux-Portes-Saint-Sauveur, 22.

—

1858

Publications de l'**Union Médicale**, du 24 août 1858.

DU

CROUP DES PAUPIÈRES

OU

DIPHTHÉRIE DE LA CONJONCTIVE

MÉMOIRE LU A L'ACADÉMIE DES SCIENCES,

DANS LA SÉANCE DU 28 JUIN 1858.

J'ai l'honneur de communiquer à l'Académie quatre cas de diphthérie conjonctivale présentant un certain intérêt pratique et constituant quatre faits bien établis d'une des affections les plus rares de la pathologie oculaire; des plus rares en effet, puisque ce sont les seuls que j'aie rencontrés durant plus de vingt années. Et à ce sujet, j'invoquerai l'appui de M. Sichel, qui, ainsi que moi, considère la diphthérie conjonctivale comme une maladie exceptionnelle.

Voici ce que m'écrivait mon savant et honorable confrère en 1854 : « Sur tant de milliers d'ophthalmies qui, depuis trente ans, me passent annuellement sous les yeux, je ne puis me rappeler, en dehors de l'ophthalmie de la petite fille du passage Choiseul, au traitement de laquelle vous m'avez convié à concourir, que deux cas prononcés de véritables pseudo-membranes formées sur la conjonctive palpébrale, sans qu'il existât des brûlures par le feu ou les caustiques. Encore le souvenir que je conserve de ces deux cas qui, tous les deux, je crois, appartenaient à l'ophthalmie des nouveau-nés, est-il assez confus, et je ne pense pas en avoir conservé de notes. »

Ainsi, deux cas de diphthérie conjonctivale dans la pratique de M. Sichel, quatre dans ma propre pratique; en tout six observations pendant un laps de plus de trente années dans deux cliniques où les ophthalmies de toute sorte abondent.

En opposition avec ce que nous avons constaté, comment se fait-il que la diphthérie conjonctivale se soit présentée fréquemment à MM. Chassaignac et de Graefe, deux savants observateurs avec lesquels on ne peut se dispenser de compter? Pour ma part, sauf plus ample édification, je crois que toute la différence git dans le nom de la maladie.

L'ophthalmie pseudo-membraneuse de MM. Chassaignac et de Graefe est constituée, qu'on me permette l'expression, par une *pseudo*-pseudo-membrane; il ne s'agit que d'une concrétion de mucus ou de muco-pus, mince, molle et si peu adhérente, qu'une injection, une éponge, une pince, les doigts même, roulent aisément cette *pseudo*-pseudo-membrane, et la détachent sans effort, l'adhérence à la conjonctive étant presque nulle : une sorte de juxtà-position.

En effet, la concrétion de muco-pus, cette espèce de trame épithéliale enlevée, la conjonctive demeure d'un rose-rouge, quelquefois granuleux, mais toujours uniforme.

Dans le croup des paupières, au contraire, la véritable pseudo-membrane, la couenne, le tissu albuminoso-fibreux est intimement soudé à la conjonctive, jamais il ne s'enlève d'une seule pièce, il faut le gratter, le râcler, et partout où la conjonctive a cédé son parasite, le sang coule, tant la soudure est intime. La paupière présente alors une série de points blancs : C'est la couenne, puis une série de points rouges, granuleux, saignants, qui vont en quelques heures se recouvrir d'une nouvelle trame aussi adhérente que la première ; en miniature, le portrait tracé par Plutarque du visage de Sylla : Une fraise saupoudrée de farine.

En somme, et pour faire cesser toute erreur de mots, je pense qu'il faut réserver à la maladie en question la désignation de diphthérie conjonctivale ou croup des paupières.

PREMIER FAIT. — Le 19 juillet 1853, je suis appelé en toute hâte, par mon honorable confrère et ami, M. le docteur Eugène Duvivier, chez Mme H..., passage Choiseul, n° 67. La fille de cette dame, jeune enfant de 4 ans environ, jouissant d'une parfaite santé, mais d'une constitution légèrement lymphatique, et n'ayant jamais eu mal aux yeux, était sortie le jour même comme d'ordinaire, à midi, pour aller jouer aux Tuileries. Elle était gaie et bien portante ; tout à coup, vers deux heures, elle se plaint à sa bonne de ne pouvoir ouvrir l'œil gauche ; celle-ci aperçoit une toile qui masque la cornée, et, très effrayée, ramène l'enfant à sa mère. —Il est trois heures et demie quand je vois la malade pour la première fois, une heure et demie s'est donc écoulée depuis l'invasion de la maladie ; voici ce que je constate :

' Œil droit à l'état normal ; œil gauche : Aucune rougeur, aucun gonflement apparent. Les paupières ne s'ouvrent qu'à demi et avec effort ; moi-même j'essaie inutilement de les écarter ; elles sont soudées par une toile qui recouvre également la cornée. Cette toile, cette fausse membrane, ressemble à un fragment très mince de baudruche, elle en a la couleur, et permet de voir, comme à travers une gaze, la cornée, l'iris et la pupille qui n'ont subi aucune modification. Tendue et lisse, quand les paupières sont entr'ouvertes, la fausse membrane se plisse et fait saillie au dehors si les voiles palpébraux se rapprochent ; adhérente à la muqueuse palpébrale jusqu'au bord ciliaire, elle semble avoir quelques points de contact avec la cornée qui, néanmoins, n'a rien perdu de sa transparence.

Depuis vingt ans que je m'occupe d'ophthalmologie, jamais affection de cette nature ne s'était présentée à mon observation ; je fus on ne peut plus surpris, cherchant vainement à me rendre compte et de la nature de cette membrane transparente et de sa rapide organisation, et des circonstances dans lesquelles elle s'était formée, sans inflammation apparente, sans rougeur visible des paupières à l'extérieur, sans sécrétion d'aucune sorte et occasionnant cependant à la petite malade une douleur aiguë. Il n'y avait pas à hésiter : les paupières étant à demi-closes et la fausse membrane donnant assez de prise pour ne pas exposer l'instrument à glisser, je la saisis à l'aide d'une pince à disséquer et l'enroulant doucement autour de la pince, je l'enlevai en exerçant d'assez fortes tractions ; la pince saisissant la fausse membrane, produisit un léger bruit, comme si j'eusse froissé un morceau de baudruche. La petite malade poussa un cri, et une assez grande quantité de sang coula pendant plusieurs minutes. Des injections d'eau froide furent dirigées entre les paupières et nous permirent de voir les conjonctives oculo-palpébrales rouges et gonflées ; la cornée elle-même avait une teinte légèrement obscure qui annonçait un début d'inflammation. Nous prescrivîmes la diète, un lavement purgatif et l'application en permanence sur l'œil de compresses imbibées d'eau glacée.

A notre visite du soir, même état, douleurs oculaires ; le globe est à peine rouge ; les paupières seules sont injectées.

Le lendemain 21 juillet, au matin, nous trouvons, mon confrère Duvivier et moi, les paupières gonflées comme dans l'ophthalmie purulente ; en les écartant, nous donnons issue à une grande quantité de liquide puriforme ; la cornée a blanchi, surtout au centre ; les couches superficielles commencent à se ramollir et à se plisser légèrement. La mère de la malade, à qui nous n'avions pu donner un espoir que nous n'avions pas nous-même, eu égard à l'étrangeté du cas, avait passé la nuit à recouvrir l'œil de compresses imbibées d'eau glacée.

Traitement : Six sangsues derrière l'oreille ; instillations d'extrait sirupeux de belladone, une fois par jour ; injection de demi-heure en demi-heure entre les paupières d'un collyre contenant 10 centigrammes d'azotate d'argent cristallisé sur 30 grammes d'eau distillée. Laver souvent les paupières avec de l'eau de fleurs de sureau du côté gauche. Nous pratiquons nous-mêmes la première injection du collyre, et l'organe ainsi nettoyé, nous trouvons les conjonctives oculaires boursouflées, fendillées, et offrant en plusieurs endroits des débris de fausses membranes très adhérents, et qu'il est impossible de détacher. Cautérisation des conjonctives palpébrales à l'aide d'un crayon d'azotate d'argent fondu.

Le 21, les paupières ont encore augmenté de volume ; elles sont lisses et tendues extérieurement ; l'inflammation conjonctivale a gagné tout le globe oculaire ; de nouveaux débris de fausses membranes d'un blanc grisâtre tapissent les conjonctives palpébrales. Commencement de chémosis. La cornée offre une ulcération centrale ; la sécrétion est moins abondante ; la joue et la tempe sont le siége d'un érythème. Instillations belladonées ; un large vésicatoire volant à la nuque ; purgation avec le calomel ; bains de pieds ; applications de glace en permanence ; injections d'un collyre d'azotate d'argent cristallisé, dans les proportions de 20 centigrammes pour 30 grammes d'eau ; les injections n'eurent lieu que d'heure en heure ; enduire de cérat les parties malades extérieures. La fièvre étant peu intense, nous permettons du lait coupé et un échaudé.

Le 22 et le 23, à peu près même état. Même traitement, moins la purgation ; injections alternatives d'eau de fleurs de sureau et de collyre à l'azotate d'argent. Le 25, la cornée semble se nettoyèr ; mais la conjonctive oculo-palpébrale est toujours tendue et gonflée ; l'iris lui-même semble vouloir participer à l'inflammation par une légère modification dans sa couleur ; néanmoins, grâce à la belladone, la pupille est toujours largement dilatée. La sécrétion a singulièrement diminué. Nous décidons alors, M. Duvivier et moi, de revenir à une application de sangsues, d'employer le calomel à doses fractionnées, et de faire des frictions, sur tour de la base de l'orbite, avec l'onguent napolitain belladoné ; en avant d'agir, je propose d'appeler en consultation M. Sichel.

Cet honorable et savant confrère partage notre opinion ; il retrouve sur les conjonctives palpébrales de nouveaux fragments de pseudo-membranes, et nous dit que, dans sa pratique, il n'a rencontré que deux cas analogues à celui qui nous occupe.

Le calomel à dose fractionnée fut donné pendant trois jours, les frictions furent faites pendant deux semaines. Un vésicatoire volant appliqué derrière l'oreille, les instillations belladonées, les injections du collyre à l'azotate d'argent cristallisé deux fois par jour, la cautérisation des pseudo-membranes avec la pierre divine complétèrent le traitement.

A dater du 31 juillet, nous ne vîmes plus reparaître les fausses membranes, tous les symptômes cédèrent peu à peu, la cornée seule demeurant le siége de l'inflammation, et, le 8 août, la petite malade se trouvait assez bien pour que sa mère l'amenât à ma consultation.

État au 8 août : Les paupières sont à peine rosées, l'ulcération cornéenne est cicatrisée ; mais il existe un albugo qui recouvre la presque totalité de la cornée ; la petite malade ne distingue la lumière qu'en regardant de côté : un emplâtre perpétuel de Janin derrière l'oreille gauche, instillations de collyre à l'azotate d'argent tous les soirs, et, comme la constitution est faible et lymphatique, sirop d'iodure de fer, amers, viandes noires grillées, bains d'eau salée.

L'œil est aujourd'hui dans l'état le plus satisfaisant ; l'ancienne ulcération de la cornée est remplacée par un léger néphélion, qui ne gêne pas la vision.

DEUXIÈME FAIT. — Le 13 juillet 1855, notre honorable confrère et ami M. le docteur Cerise nous adresse le jeune X..., demeurant rue Godot, 32, et atteint depuis deux jours d'une ophthalmie aiguë. C'est un garçon de 2 ans, assez robuste, quoique légèrement lymphatique. L'œil droit est sain ; quant à l'œil gauche, il existe un tel gonflement de paupières, que je parviens à grande peine à entrevoir le globe oculaire. La cornée offre un commencement de ramollissement, et les conjonctives palpébrales sont recouvertes de couennes blanchâtres, épaisses, adhérentes.

La diphthérie était facile à reconnaître; je n'hésite pas à gratter, à ruginer, pour ainsi dire, les muqueuses palpébrales, que je touche dans toute leur étendue avec un crayon de pierre divine. Je prescris des injections, d'heure en heure, de collyre au nitrate d'argent, et, le soir même, je revois le malade, assisté de M. le docteur Cerise.

Les fausses membranes se sont déjà renouvelées; nous cautérisons de nouveau, après avoir enlevé les débris les moins adhérents. Une application de sangsues, le calomel à l'intérieur à dose fractionnée, le collyre injecté et des applications de compresses imbibées d'eau froide constituent le traitement.

L'enlèvement des couennes et la cautérisation durent être pratiqués tous les jours pendant sept jours et, le 3 août, l'enfant ne présentait plus de trace de l'inflammation kérato-conjonctivale.

Mais ce qu'il importe de constater, c'est qu'ici la diphthérie n'a pas été une maladie purement locale, la masse du sang participait à la disposition particulière qui engendre ces fausses membranes. Un petit vésicatoire fut appliqué derrière l'oreille gauche; ce vésicatoire devint douloureux; la plaie s'étendit, se couvrit de couennes dures et grisâtres, et laissa suinter une sérosité fétide. Malgré tout le soin que nous eûmes d'enlever les fausses membranes à mesure qu'elles se formaient et de cautériser chaque fois a l'aide de l'azotate d'argent, le vésicatoire, triplé de volume, mit près de deux mois à guérir, et laissa une cicatrice analogue à celles des brûlures qui ont détruit le derme.

Troisième fait. — Un jeune enfant m'est adressé dernièrement par mon honorable confrère et ami M. Baret. Ce jeune enfant présente non seulement de la diphthérie de la conjonctive, mais encore des plaques gangréneuses des paupières supérieures et inférieures du côté gauche, Déjà des injections et des cautérisations ont été pratiquées par M. Baret; je m'associe à la thérapeutique de notre confrère, et je conseille de fréquents lavages avec une décoction de quinquina.

Chez cet enfant, les paupières étaient considérablement infiltrées, l'inflammation était extrême; sans tirailler même les fausses membranes et rien que dans l'acte de retourner les paupières, le sang coulait aisément, nous eûmes recours, sur la proposition de M. Baret, au chlorate de potasse à l'intérieur et en injections, et, sous l'influence de ce traitement, la diphthérie se modifia tellement qu'au bout d'une dizaine de jours les paupières avaient repris l'état normal.

Un chémosis, que nous avions constaté au début, et un commencement de kératite ulcéreuse disparurent aussi sans laisser de trace.

Il est à remarquer que, dans la maison habitée par le jeune malade qui fait le sujet de notre observation, et deux jours avant l'invasion de l'ophthalmie, une jeune enfant était morte, atteinte d'une *gourme* qui, ainsi que me l'écrit M. Baret, prit, en deux jours, une teinte violacée et se recouvrit d'une couenne diphthérique. On avait eu recours à l'isolement et à tous les soins de désinfection.

Nous ne devons pas oublier de signaler aussi chez ce jeune malade la présence de couennes derrière l'oreille, ce qui viendrait à l'appui de l'opinion émise par nous, que la diphthérie de la conjonctive n'est pas une maladie purement locale.

QUATRIÈME FAIT. (Lettre de M. le docteur LEQUOY.) — « Monsieur et honoré confrère, vous me demandez quelques détails sur l'ophthalmie de l'enfant D..., ophthalmie dont vous avez caractérisé plus tard la nature toute nouvelle. Quand l'enfant me fut présenté, l'œil gauche était gonflé et douloureux. D'après les renseignements, l'enfant avait été pris de coryza ; les larmes avaient coulé fortement ; un prurit assez fort déterminait le petit malade à se frotter l'œil, ce qui, évidemment, avait angmenté le mal ; il y avait un peu de photophobie ; la cornée était saine ; mais il existait une sécrétion de la muqueuse palpébrale qui amenait chaque matin l'agglutination des paupières. La conjonctive scléroticale était parsemée de quelques vaisseaux veineux, et profondément se laissait voir un rayon de vaisseaux artériels. Pour moi, il existait chez l'enfant une ophthalmie catarrhale, commune alors parmi les symptômes morbides auxquels on a donné le nom de grippe. Je prescrivis un collyre avec l'azotate d'argent (15 centig. pour eau 30 grammes) et des compresses avec l'infusion de thé. Je revis l'enfant le surlendemain, il n'y avait de changement qu'une sécrétion plus abondante de mucus et un gonflement notable de l'œil. Deux jours après, les parents, effrayés, conduisirent l'enfant chez vous, où vous me fîtes demander pour le voir avec vous. Il existait alors réellement une couche blanche, comme membraneuse, à la partie interne de la paupière supérieure. Cette couche, difficile à enlever, laissait une surface rouge et saignante. Sans repousser le diagnostic d'une analogie de cette production morbide avec celle de l'angine, j'étais curieux d'en connaître plus intimement la nature ; aussi, le même soir, quant l'enfant revint chez moi, j'enlevai une petite portion de la pseudo-membrane qui s'était déjà reformée ; je la lavai sous un filet d'eau pour la débarrasser du mucopus, et placée entre deux verres, je l'examinai au microscope. J'y aperçus très bien des filaments déliés ayant l'aspect de ceux de la fibrine. Une amplification plus grande me fit distinguer une assez grande quantité de globules blancs qui étaient comme intercalés entre les filaments. Cette espèce de tissu n'avait pas une très grande ténacité. Cette observation, tout incomplète qu'elle était, suffit pour me ranger de votre opinion sur la nature de la production morbide que nous avions sous les yeux et de son identité avec la couenne dans l'angine. Je donnai à l'enfant (ainsi que vous en aviez témoigné le désir d'expérimentation) 4 grammes de chlorate de potasse par jour à l'intérieur, et solution du même sel pour lotions. Vous cautérisâtes chaque jour la muqueuse palpébrale avec la pierre divine. Cette muqueuse, mise à nu, était comme granulée, boursouflée. L'intérêt, pour moi, était de savoir quand et comment finirait cette affection. Quelques jours après, quoique le renouvellement continu de la couche membraneuse, le gonflement et même l'œdème de la paupière supérieure annonçassent bien que la maladie persistât, je fis au microscope un nouvel examen qui ne me montra qu'un tissu fibrillaire très délié et pareil au précédent. Le onzième jour, je procédai à un nouvel examen du tissu morbide qui ne présentait plus qu'une substance amorphe, et le lavage au pinceau ne me laissait sur le verre aucun filament. Cette observation coïncidait parfaitement avec l'amélioration survenue dans l'état de l'œil à cette époque, et la facilité que vous aviez à enlever les produits sécrétés. Quant au chlorate de potasse que nous avons expérimenté, je pense qu'on ne peut légitimement lui attribuer aucune des phases de l'amélioration survenue, ni la guérison de l'œil. L'enfant a pris en tout 40 grammes de chlorate en dix jours, et il n'a cessé que lorsque les nausées et le dégoût sont arrivés. L'amélioration de la maladie n'est survenue que le onzième jour ; ordinairement les effets du chlorate de potasse comme antiplastique ou antiseptique sont manifestes avant le cinquième ; nous ne pouvons donc attribuer au chlorate aucune part dans la guérison de la maladie que nous avons eu à traiter, malgré l'analogie pathologique de cette maladie avec l'angine couenneuse. J'oubliais de dire que l'infiltration des paupières a été telle, que deux fois nous en avons craint la rupture, et que deux fois il a fallu recourir à de profondes scarifications.

» Agréez, etc. Dr LEQUOY. »

RÉSUMÉ.

Quatre faits, si bien établis qu'ils soient, n'autorisent pas suffisamment des conclusions rigoureuses ; cependant, qu'il me soit permis, quant à présent, de poser les quelques jalons qui paraissent mesurer le terrain encore inconnu de la diphthérie conjonctivale.

1º La diphthérie conjonctivale est une maladie de nature couenneuse, comme le croup ;

2º La diphthérie conjonctivale a des signes particuliers qui ne permettent pas de la confondre avec l'affection que l'on a désignée sous le nom d'ophthalmie pseudo-membraneuse ;

3º La diphthérie conjonctivale affecte spécialement les enfants ;

4º La diphthérie conjonctivale ne paraît pas être une maladie purement locale ; elle semble liée à un état général ; aussi, la prudence recommande-t-elle de s'abstenir d'employer pour la combattre les exutoires qui, à leur tour, pourraient constituer une complication ;

5° La diphthérie conjonctivale ne semble pas, en général, offrir le caractère contagieux ; sans nous prononcer formellement sur cette question, c'est du moins ce qui résulte de nos observations, cette affection n'ayant jamais occupé qu'un œil, et l'autre œil ayant toujours été exposé au contact des liquides sécrétés par la conjonctive malade, quelque pressantes qu'aient été nos recommandations à ce sujet ;

6° La diphthérie conjonctivale est une affection très rare et assez grave, mais de nature curable.

Paris.—Typographie Félix Malteste et Cᵉ, rue des Deux-Portes-St-Sauveur, 22.